RAPPORTS

SUR LE

SERVICE DE SANTÉ

DES

Mines de Blanzy et du Montceau,

PAR LE DOCTEUR DUBOIS.

PARIS.
IMPRIMERIE BAILLY, DIVRY ET Ce,
PLACE SORBONNE, 2.

1855

RAPPORTS

SUR LE

SERVICE DE SANTÉ

DES

Mines de Blanzy et du Montceau,

PAR LE DOCTEUR DUBOIS

PARIS.
IMPRIMERIE BAILLY, DIVRY ET Ce,
PLACE SORBONNE, 2.

1855

AVANT-PROPOS.

En donnant aujourd'hui quelque publicité à ces documents, notre principal but est de mettre un terme à des conjectures qui pourraient nous être préjudiciables, si nous laissions ignorer plus longtemps les véritables motifs qui ont déterminé notre retraite des Établissements de Blanzy et Montceau.

On voudra donc bien ne voir dans cette démarche, rendue nécessaire par des interprétations erronées, que le désir de nous soustraire aux conséquences fâcheuses qu'elles pourraient entraîner, et, subsidiairement, l'intention de justifier notre conduite.

Cette explication, que nous nous devions à nous-même, que nous devions à nos amis, ne comporte aucune plainte, aucune récrimination contre l'administration que nous avons quittée, et avec laquelle nous avons conservé des relations. Toute divergence d'opinion en matière d'intérêt n'entraîne pas nécessairement l'inimitié; s'il en était ainsi, il n'y aurait bientôt place que pour ce sentiment dans le cœur humain.

Lorsqu'à distance on considère les avantages que présente la situation de médecin dans un établissement, et qu'on les compare aux difficultés que la généralité de nos confrères, qui font de la clientèle libre, éprouvent dans le recouvrement de leur créance, on admet difficilement que l'on puisse abandonner, *proprio motu*, une position qui, sous ce rapport, ne laisse rien à désirer.

Mais, pour qui connaît les conditions dans lesquelles nous avons vécu pendant près de sept années, pour qui a vu les choses de plus près, la détermination que nous avons prise ne présente rien qui surprenne, et ne donne lieu à aucune supposition malveillante ou injurieuse à notre égard; nous ne croyons donc pas être dans l'erreur en pensant que, si au loin on se livre à des conjectures peu charitables, dans le pays que nous quittons nous avons la conscience publique pour nous.

Les avantages pécuniaires que cette position présente, sont, d'ailleurs, rendus en partie illusoires par le surcroît de dépenses imposées par la position elle-même et le milieu dans lequel on vit; et, lorsqu'en fin de compte on en vient à faire l'équilibre de son bubget, il ne reste guère, après balance, que les peines, les ennuis et les humiliations que l'on a recueillis dans le cours de l'année.

V

Nons n'essayerons pas de retracer ici le tableau des tribulations de toute nature que nous avons eu à supporter, et dont la lecture des Rapports qui vont suivre ne peut donner qu'une faible idée; qu'il nous suffise d'indiquer sommairement les principales sources d'où dérivent les obligations, les devoirs inhérents à cette position, obligations, devoirs au-dessous desquels celui qui l'occupe reste toujours, quoiqu'il fasse. Une population de 6 à 7,000 âmes, mal vêtue, mal logée, mal nourrie, disséminée sur une surface de dix à douze lieues carrées, à soigner; des exigences sans limites, à satisfaire l'aliénation de sa liberté, et une responsabilité, à laquelle nous n'osions penser sans frémir, à supporter : telles sont, en définitive, indépendamment des autres servitudes occultes et apparentes, pour parler en notaire, les véritables raisons qui nous ont fait déposer un pareil fardeau. Nous l'eussions supporté encore quelques années, si nous avions eu la perspective de quelques économies possibles après avoir dépensé dans ces fonctions ce qui nous reste de force et d'activité.

Cette perspective nous étant refusée, nous reprendrons avec une secrète joie notre indépendance et les fonctions modestes de médecin de campagne, à moins qu'il ne plaise à la Providence d'en ordonner autrement.

A Messieurs Jules CHAGOT et PERRET-MORIN,

Gérants des mines de Blanzy, Montceau, etc.

Messieurs les Gérants,

Chargé par vous, à la fin de l'année 1848, du service de santé dans vos établissements de Blanzy et du Montceau, je viens vous rendre compte aujourd'hui, pour la première fois, de la situation de ce service, des modifications qu'il a subies, et vous exposer celles qu'il réclame encore.

Vous ne voudriez pas sans doute, Messieurs les Gérants, que ce rapport se bornât à une simple énumération de faits et ne fût autre chose qu'une aride statistique; j'ai donc cru être l'interprète de votre désir en consignant ici les considérations morales que mes relations journalières avec la famille de l'ouvrier m'ont suggérées.

La nature de ces relations, en effet, me mettant à même de connaître ces familles sous leur double aspect physique et moral, d'en apprécier les vertus et les faiblesses, les besoins et les peines, je ne remplirais qu'incomplétement ma tâche, si je négligeais dans cette circonstance de vous présenter un tableau sommaire de leur condition actuelle.

Cette exposition comprendra donc des faits et des considérations de deux ordres :

1° Faits et considérations économiques appuyés sur des documents administratifs ;

2° Considérations morales.

Les faits économiques dans leur expression financière sont représentés dans l'état des dépenses de la caisse de secours par deux chapitres généraux intitulés :

Le premier, *Service de santé ;*

Le second, *Écoles.*

Ces chapitres généraux se subdivisent eux-mêmes en chapitres secondaires, spécifiant d'une façon plus précise chaque nature de dépense.

Ici encore, Messieurs les Gérants, je n'ai pas cru devoir me renfermer dans ce qui appartenait exclusivement au service de santé, mais j'ai pensé qu'il fallait étendre cet examen à tout ce qui ressort de la caisse de secours.

Cependant, comme le but principal de ce rapport est de rendre compte de ma gestion personnelle pendant ces trois dernières années, j'ai dû les comparer, au point de vue financier, à ce qui s'était passé avant mon entrée en fonctions, et, pour le faire avec équité, voici comment j'ai procédé :

Prenant le nombre des ouvriers de chacune des années 1846, 1847 et 1848, et cumulant ces nombres, je suis arrivé à un résultat que j'ai comparé à celui fourni par les années 1849, 1850 et 1851 qui constituent mon exercice.

Cette opération doit être formulée ainsi :

Le nombre des ouvriers occupés pendant les années 1846, 1847 et 1848 est au nombre des ouvriers occupés pendant 1849, 1850 et 1851

:: 2721 : 3975.

C'est le rapport proportionnel de ces deux nombres qui sert de base aux calculs suivants, que je vous présenterai dans un tableau synoptique, pour les rendre plus faciles à saisir.

Dépenses de la Caisse de Secours des années 1846, 47 *et* 48 *comparées aux années* 1849, 50 *et* 51.

	DÉPENSES				DIFFÉRENCE	
	DES ANNÉES		Proportionnelle.	Effective.	En PLUS.	En MOINS.
	1846, 47 et 48.	1849, 50 et 51.				
Médicaments......	8,778 »	5,647 50	12,823 »	5,647 »	» »	7,176 »
Sangsues.........	3,806 »	1,531 60	5,560 »	1,531 »	» »	4,029 »
Secours aux blessés	7,951 65	8,467 55	» »	» »	» »	» »
— aux veuves.....	8,978 60	12,043 60	» »	» »	» »	» »
— aux nécessiteux.	4,979 »	5,835 »	» »	» »	» »	» »
Frais d'inhumation.	2,393 17	2,158 99	3,863 »	2,159 »	» »	1,704 »
	36,886 42	35,684 24	22,246 »	9,337 »	» »	12,909 »

Excédant de la valeur actuelle de la Pharmacie sur sa valeur antérieure. 1,000 »

Total des économies que présente le dernier exercice comparé à l'exercice précédent.............. .. 13,909 »

La comparaison des dépenses faites dans le cours de

ces deux exercices nous permet de constater des différences importantes dans divers chapitres. Celles que l'on remarque aux articles *médicaments* et sangsues peuvent m'être attribuées exclusivement; quant à celles qui existent dans le chapitre des *secours*, ma volonté n'a pu exercer sur elles qu'une influence très-limitée.

Cependant, je pourrais être autorisé à m'attribuer, dans une certaine mesure, la différence qui existe dans la dépense des *frais d'hospice*, et surtout dans les frais d'*inhumation:* j'aurai occasion de donner quelques explications à cet égard.

Le chiffre total des économies obtenues dans les diverses natures de dépenses où j'ai pu exercer une influence directe est, ainsi qu'on peut le voir, de fr. 13,909. Ces économies portent, avons-nous dit, sur les médicaments, les sangsues et les frais d'inhumation.

Les causes auxquelles nous devons attribuer ces diverses économies sont assez nombreuses; nous nous bornerons à signaler les plus importantes : elles consistent dans le mode d'approvisionnement des substances pharmaceutiques, dans leurs manipulations opérées à la pharmacie, dans leur distribution plus judicieuse, dans le choix des médicaments les moins coûteux parmi ceux qui peuvent concourir au même résultat;

Dans la suppression, à moins d'indication spéciale, des substances qui pouvaient recevoir une autre destination que le traitement de la maladie;

Enfin, dans l'examen des droits du demandeur aux secours pharmaceutiques.

Les sangsues surtout étaient devenues un objet de spéculation pour un certain nombre d'individus, qui les vendaient ou les remettaient à leurs voisins étrangers à l'établissement.

Leur distribution est rentrée dans les limites dont elle n'aurait jamais dû sortir. Chaque fois qu'elles ont pu être remplacées par une saignée ou des ventouses, sans porter préjudice au malade, nous n'avons pas négligé de le faire.

Néanmoins, la différence si grande que l'on remarque dans les frais d'approvisionnement de cet article entre les deux exercices doit être principalement attribuée au mode d'entretien et aux soins donnés. A mon arrivée, j'ai pu, pendant les quelques mois qui ont précédé l'installation de la pharmacie au Montceau, j'ai pu, dis-je, observer qu'il en périssait près de la moitié par suite d'une manutention inintelligente; aussi, l'excédant de la dépense de cette année sur les années suivantes est-elle de 200 fr. environ: c'est la continuité des anciens errements.

En présence d'économies aussi considérables obtenues dans le cours de ces trois dernières années, on peut se demander si les malades ont été aussi nombreux, et s'ils ont reçu des soins aussi efficaces que précédemment.

Il existe des documents qui nous mettent à même de résoudre ces questions, et de dissiper les doutes que l'on pourrait élever à ce sujet. En recourant aux états qui existent dans les archives de la caisse de secours, et les comparant au registre que j'ai tenu pendant plusieurs mois des consultations et des visites faites aux malades, on constate une différence assez considérable, proportion gardée, entre le nombre des ouvriers qui ont eu recours au médecin dans chacun de ces exercices, et cette différence est au profit de ces trois dernières années.

Quant à l'efficacité des soins, vous comprendrez, Messieurs les Gérants, combien cette question est délicate: il ne m'appartient pas de la résoudre.

Dans le tableau synoptique vous voyez figurer, à l'article *frais d'inhumation*, pour les années 1846, 1847 et 1848, une somme de 2,393 fr., tandis que pour les années 1849, 1850 et 1851, cette somme ne s'élève qu'à 2,159 francs; la différence proportionnelle au nombre d'ouvriers serait de 1,704 francs, ce qui, divisé par 7, moyenne des frais d'inhumation qu'entraîne chaque décès, nous donnerait une mortalité de 243 individus en plus pour l'exercice antérieur.

La différence effective n'étant que de 234 fr., il existe encore en moins 33 décès.

Les secours accordés aux nécessiteux ont suivi à peu près la même progression que la quantité d'ouvriers occupés chaque année; j'ai pensé qu'en recommandant, chaque mois, au Conseil de la Caisse de secours, les familles au sein desquelles j'avais pu remarquer une misère réelle, je restais fidèle au principe même de cette institution et aux traditions que vous vouliez perpétuer au profit des malheureux.

J'aurais même proposé de distribuer ces secours sur une plus grande échelle, si des frais extraordinaires, dont je parlerai tout à l'heure, ne m'eussent engagé à maintenir autant que possible l'équilibre entre les recettes et les dépenses.

Les frais de nourriture et autres pour malades à l'hôpital présentent aussi une différence notable, bien que nous ayons eu plusieurs blessures graves dont le traitement a exigé un séjour dans notre salle de plus d'une année. Il s'agissait, dans ces cas, de soustraire les malades à des opérations sérieuses dont le résultat le plus favorable ne pouvait être qu'une infirmité, et, comme conséquence, une pension viagère à la charge de la caisse de secours; là encore la question d'humanité se conciliait avec la question d'économie.

Le moment est peut-être venu de déclarer que, dans le cours de ces trois années, nous n'avons pratiqué aucune opération majeure; nous les avons toujours éloignées, bien que les indications aient quelquefois paru pressantes; cependant, nous n'avons eu qu'à nous louer, dans tous les cas, de nous être abstenu.

Il s'est présenté, en dehors de ces cas graves où une opération est quelquefois le seul moyen de conserver la vie au malade, d'autres blessures non moins graves où toute opération devient impossible : je veux parler de quatre cas de lésions de la colonne vertébrale. Parmi ces quatre blessures, dont la plus récente remonte déjà à plus d'une année, deux des individus atteints ont pu reprendre leurs travaux, l'un comme mineur, quoiqu'il ait conservé une paralysie de la vessie; l'autre comme machiniste, malgré une gibbosité à la partie inférieure de la région dorsale. Quant aux deux autres, l'un a été envoyé l'année dernière aux eaux de Bourbon, d'où il est revenu avec quelque soulagement. La diminution de la paralysie des extrémités inférieures qui existe chez ce malade, bien qu'elle soit peu sensible, est cependant continue, et nous permet d'espérer que dans un an ou deux il sera peut-être en possession de ses facultés locomotrices. Le dernier offre peu d'espoir d'une guérison complète.

Il est inutile d'ajouter que ces quatre blessés ne doivent

leur existence qu'au traitement des plus énergiques mis en œuvre aussitôt après l'accident.

Je dois encore consigner ici que, parmi les nombreux blessés auxquels j'ai été appelé à donner des soins, ceux qui ont succombé n'ont survécu que quelques heures à l'accident, lorsqu'ils ne sont pas morts sur le coup.

Les documents me manquent pour établir ici d'une manière rigoureuse la durée moyenne du traitement pour chaque blessé; cette comparaison d'ailleurs ne pourrait me conduire à aucune conclusion légitime; néanmoins, divers renseignements me permettent de croire qu'elle est sensiblement moindre pour ces trois dernières années.

Dans la dépense du service de santé pendant ces trois dernières années figurent encore, pour une somme de 2,208 fr., les frais d'acquisition d'ustensiles de pharmacie et d'installation, au Montceau, de lits en fer, et d'ameublement de l'hôpital. A mon arrivée, la pharmacie était à Blanzy; les médicaments étaient distribués par la Sœur hospitalière. Il va sans dire que les préparations magistrales jouaient un rôle très-borné dans la thérapeutique employée alors, trop borné peut-être, car ces préparations étaient limitées à deux ou trois espèces de pilules et à une ou deux potions à formule invariable.

En outre, une quantité de substances importantes manquaient complétement; d'autres, altérées par le temps, étaient employées néanmoins malgré leur innocuité ou leur propriété nuisible.

Vous avez compris, Messieurs les Gérants, qu'un tel état de choses était devenu incompatible avec les besoins d'une population ouvrière qui s'accroît tous les ans, et que, pour la facilité du service et la promptitude des secours à administrer aux malades, la pharmacie devait être transférée au Montceau. J'ai profité de cette circonstance pour l'organiser de telle façon qu'elle pût suffire à toutes les exigences d'une thérapeutique active. A cet effet, nous avons dû faire de nombreuses acquisitions de substances médicinales, ce qui a occasionné, pour l'année 1849, un surcroît de dépenses qui porte à 2,707 fr. le chapitre des *médicaments,* tandis que la moyenne des deux années suivantes est de 1,400 fr. environ.

La pharmacie a encore aujourd'hui la valeur qu'elle avait après sa réorganisation, et, en faisant figurer à son actif dans le tableau ci-dessus une somme de 1,000 fr., je suis convaincu de rester au-dessous de la réalité.

ÉCOLES.

Le budget des écoles présente une augmentation considérable pour ces trois dernières années.

Les trois années précédentes, les dépenses ne s'étaient élevées qu'à 10,566 fr.

Dans les années 1849, 1850 et 1851, elles s'élèvent à 21,732 fr. La différence entre ces deux exercices est donc de 11,166 fr.

Des changements importants introduits dans le système d'enseignement, la réorganisation complète de ces écoles, rendent compte de cette augmentation. Le nombre des instituteurs a été doublé au Montceau et à Blanzy ; une école de filles a été créée à Sanvignes. Sous l'influence de ces diverses mesures, nous avons vu ces écoles fréquentées par un nombre beaucoup plus considérable d'élèves, et, par suite, certains frais, tels que les fournitures, s'élever à un chiffre de 11 à 1,200 fr. chaque année; et si on ajoute à ce chiffre le traitement des instituteurs devenus plus nombreux, on s'explique suffisamment ce surcroît de dépenses.

En appelant les Frères de la Sainte-Famille et les Sœurs de Saint-Joseph au sein de cette population, vous lui avez rendu le plus signalé service, et en même temps vous avez travaillé à la prospérité de vos intérêts.

En effet, la moralisation de cette population, qui est pour ainsi dire inféodée à votre industrie, ne peut avoir lieu qu'au profit de tous, et doit exercer une influence salutaire sur l'avenir.

Pour qui connaît les besoins de ces familles, ces différentes créations ont été un sujet de joie et d'espérance, et les parents eux-mêmes, sans se rendre bien compte du but et sans avoir des aspirations bien ardentes vers la morale, ont en général accueilli nos Frères avec une cordialité sincère : aussi voyons-nous aujourd'hui ces écoles fréquentées par 5 à 600 enfants pendant le cours de l'année. A ce nombre, il faudrait peut-être ajouter encore quelques adultes qui le soir viennent, après leur travail, chercher une instruction qui ne leur a pas été dispensée dans un âge plus tendre.

J'aurai l'honneur, Messieurs les Gérants, de vous proposer plus tard quelques économies à apporter dans certains chapitres de ce budget, économies qui, sans nuire en aucune façon à l'instruction des élèves, permettraient de consacrer à quelques améliorations qui pourraient être introduites à l'avantage de tous, des sommes dépensées sans profit pour aucun.

En appelant cette génération nouvelle à jouir des bienfaits d'une instruction élémentaire et religieuse, vous lui rendez sans doute un service éminent, puisque vous l'élevez en morale et en dignité.

Abandonnée aux seules influences de l'école, je ne doute pas qu'elle ne fût promptement transformée; mais une autre influence plus puissante vient trop souvent mettre un obstacle à celle-là et en paralyser les effets. Je veux parler des exemples donnés aux enfants par les parents eux-mêmes, dont les paroles et les actes sont trop souvent en contradiction avec les principes inculqués dans les écoles.

Au seuil du foyer domestique s'arrête, en effet, votre autorité et celle des instituteurs; mais si vous ne pouvez faire prévaloir votre volonté au sein de la famille, s'en suit-il qu'il faille renoncer à y exercer une influence quelconque?

La connaissance que j'ai pu acquérir de l'esprit qui règne dans ces familles me permet de croire qu'une intervention active et persévérante de l'administration dans l'éducation des enfants et dans le mode d'enseignement, réagirait sur les parents eux-mêmes; quelques petits livres, composés *ad hoc* et appropriés à l'esprit de cette population, dussent-ils même être écrits en langue vulgaire, figureraient avec avantage parmi les moyens qui concourraient à ce but; ces petites compositions, qui seraient distribuées aux élèves, seraient lues le soir au foyer domestique, si elles présentaient un attrait suffisant.

A cet avantage, qui consisterait à donner quelques leçons de morale aux parents par l'intermédiaire des enfants, pourrait s'en joindre un autre, celui de diriger leur vocation professionnelle.

L'emploi de ces moyens semble de prime abord présenter de grandes difficultés et offrir peu de chances de succès; disons que ces difficultés disparaissent lorsqu'on connaît cette population, et que, quant au résultat, il serait en rapport avec l'habileté et la persévérance que l'on apporterait dans l'exécution.

La principale cause à laquelle il faudrait peut-être attribuer l'infériorité morale de cette population est l'état d'isolement dans lequel vit chaque famille.

Il résulte de là, en effet, que les mauvais penchants individuels restent sans contrepoids, le respect humain et la critique n'y jouant qu'un faible rôle. L'influence des idées de morale, qui est d'autant plus nécessaire que les hommes sont plus agglomérés, est à peine sensible ici.

Je viens de parcourir, Messieurs les Gérants, le cercle des attributions de la Caisse de secours; il embrasse, comme on le voit, les intérêts les plus sérienx de l'ouvrier dans les différentes phases de son existence.

Fondée par vos soins en 1834, cette institution est devenue aujourd'hui une seconde Providence pour les ouvriers de vos établissements; leurs cotisations mensuelles et celles de l'Administration ayant permis de distribuer sur une grande échelle des secours de toute nature à la classe souffrante, ils comprennent de quelle importance est pour eux cette fondation, et, dans les moments difficiles, ils placent en elle leurs dernières espérances.

L'assistance que l'ouvrier rencontre dans cette institution est à la fois morale et pécuniaire; étendant sa sollicitude sur toute sa famille, elle lui vient en aide depuis son enfance pour ne l'abandonner qu'à la tombe : éducation, soins médicaux, pension en cas de blessure, secours pécuniaires extraordinaires en cas d'indigence, pensions aux veuves et aux orphelins en cas de mort par accident du chef de famille, telles sont, sommairement exposées, les différentes circonstances où l'ouvrier fait un appel à la Caisse de secours, appel qu'il ne fait jamais en vain, car il s'appuie sur un droit consacré par les statuts fondamentaux de cette institution.

Lorsque de toute part on voit surgir des systèmes économiques destinés à mettre un terme aux misères du travailleur, il n'est pas sans intérêt de rappeler aux hommes sérieux et de bonne foi qu'il y a, en dehors de ces utopies dont le moindre inconvénient a été, dans ces derniers temps, de donner une importance exagérée à leurs auteurs, qu'il y a, dis-je, des institutions qui atteignent légitimement ce but sans mettre en question les principes fondamentaux de toute société. On semble ignorer en effet que, dans un certain nombre d'établissements en France, et dans ceux que vous dirigez en particulier, ces institutions, dont on veut doter la société aujourd'hui, s'y trouvent établies et y fonctionnent depuis des années sans obstacles, au grand bénéfice de ceux qui y prennent part.

Ainsi que vous vous proposez de le faire, Messieurs, lorsque vous aurez ajouté aux statuts de cette fondation le principe des retraites, le problème sera résolu dans toutes ses conditions.

Mon entrée en fonctions a été, vous n'en doutez pas, Messieurs les Gérants, pleine de difficultés, ayant, d'une part, à réprimer une foule d'abus consacrés par le temps, et à lutter avec une population prévenue contre tout ce qui est étranger, d'autant moins disposée à accepter des mesures qui, bien qu'elles fussent prises dans son intérêt, mettaient un frein à ses exigences actuelles.

D'une autre part, l'incertitude du succès et la crainte d'être désapprouvé par l'Administration si je venais à échouer dans cette tâche ; la mise à exécution de ces mesures au milieu d'événements politiques qui égaraient les esprits, pouvaient n'avoir d'autre résultat que de provoquer des mécontentements et des haines susceptibles de se traduire, dans certaines circonstances, par des actes dont la responsabilité eût pesé sur moi.

Ces considérations et ces faits n'ont pas été sans influence sur ma tranquillité personnelle et ma vie domestique ; je dois me ressentir encore d'une lutte opiniâtre soutenue pendant trois ans contre l'ignorance, la malveillance et les préjugés.

Aujourd'hui, grâce à l'appui que j'ai rencontré près de l'Administration, j'ai pu me faire accepter par cette population, et j'espère désormais avoir moins à souffrir de ses mauvais sentiments envers moi.

Au Montceau, le 20 janvier 1852.

DUBOIS, D. M. P.

Monsieur Dubois, médecin des Établissements de Blanzy.

Paris, 26 janvier 1852.

Monsieur,

J'ai reçu le Rapport que vous m'avez adressé sur le Service de Santé, et celui de nos Écoles, pendant les trois dernières années. Je n'ai pas besoin de vous dire l'intérêt avec lequel j'ai lu ce travail, parfaitement bien fait et très-satisfaisant sous tous les rapports ; et, quoique je ne puisse accepter complétement tous les chiffres et les déductions que vous en tirez, je me plais à reconnaître que, grâce à vos bons soins et à votre bonne administration, il y a une véritable économie dans les dépenses en même temps qu'une réelle amélioration dans le fait même du Service de Santé. Recevez-en tous mes compliments, et, comme expression de notre satisfaction, je me fais un vrai plaisir de donner ordre à M. Bernard de créditer votre compte particulier d'un mois de vos émoluments à titre de gratification.

Maintenant, Monsieur, que nous voici entrés dans ce que j'appellerai une voie normale pour l'administration de ce service si important de nos Établissements, je vous demanderai de continuer à me remettre tous les ans un semblable Rapport, destiné à résumer les opérations de la Caisse de Secours au double point de vue moral et matériel : c'est le bon moyen, pour vous comme pour nous, de nous rendre bien compte de ce qui a été fait et de ce qui reste à faire.

Seulement, pour que ce travail soit complet, il devrait conclure par la proposition des améliorations qui vous paraîtraient utiles.

Recevez, Monsieur, l'expression de mes sentiments distingués,

J. Chagot.

A Messieurs Jules CHAGOT et PERRET-MORIN,

Gérants des mines de Blanzy.

Messieurs les Gérants,

Il y a trois ans que je vous exposai dans un Rapport la situation du service de santé et de la caisse de secours, à laquelle il emprunte ses ressources. Je vous parlai aussi des Écoles et des diverses institutions de création récente qui devaient réaliser, au profit de la population ouvrière de votre établissement, une amélioration de ses conditions physiques et morales.

Après un laps de temps aussi long, traversé par de pénibles épreuves, j'ai pensé, Messieurs les Gérants, que vous accueillerez aussi favorablement que la première fois un exposé de la situation actuelle, des résultats obtenus, des lacunes à combler et des besoins nouveaux qu'un développement désormais nécessaire et en partie réalisé a fait naître.

Ainsi que la première fois, vous me permettrez de rattacher aux faits, au fur et à mesure qu'ils se présenteront, les considérations morales qui en découlent.

Afin de vous présenter d'une façon plus saisissable les différentes questions que j'aurai à traiter, j'ai pensé devoir les diviser en chapitres. Ces chapitres comprendront :

1° *Le service médical.*

2° *La situation de la population ouvrière.*

3° *Les écoles.*

4° *Les dépenses.*

Je ne reviendrai pas, Messieurs les Gérants, sur la description déjà faite de la situation du service de santé avant mon entrée en fonctions, autrement que pour vous exposer brièvement l'accroissement de son importance et les obligations qui venant, chaque année, s'ajouter à celles des années précédentes, en ont fait un des plus sérieux et des plus lourds de votre établissement.

A mon entrée, la feuille d'émargement portait 7 à 800 ouvriers, aujourd'hui, elle porte de 1900 à 2000 ; ajoutez à ce nombre : 1° tous les ouvriers qui se rattachent à certaine entreprise, tels que maçons, briquetiers, charretiers, et qui ne figurent collectivement à la feuille de paye que sous la raison nominale d'un seul entrepreneur; 2° les familles des malheureux qui ont succombé dans le cours de ces dernières années, familles s'élevant au moins à cent, inscrites au livre des pensions, et qui sont venues augmenter les charges de la caisse de secours et, par suite, celles du service de santé, et vous aurez un aperçu des obligations nouvelles qui ont surgi des événements et du développement de votre industrie.

Si nous mettions en regard de cette situation nouvelle,

dont les difficultés s'accroissent encore chaque jour par le fait du progrès des idées qui ont surgi des événements politiques, le tableau rétrospectif de ce service avant 1848, on peut affirmer qu'il a plus que triplé, et on se demande comment il a pu rester possible jusqu'au mois de juillet dernier, sans augmentation de personnel? (1)

Qu'il me soit permis, Messieurs, malgré la répugnance que j'éprouve à parler de moi, de vous dire que je sais à quel prix ce résultat a été obtenu.

Six années de luttes opiniâtres, pendant lesquelles j'ai éprouvé plus d'une fois des défaillances morales et formé le projet de me retirer, m'ont enfin rendu maître de la position que quelques mois de relâchement compromettraient de nouveau. En dehors des connaissances médicales dont il a fallu faire preuve, de quelles qualités morales et physiques le médecin de votre établissement n'est-il pas tenu de justifier chaque jour! Sans prétendre les posséder toutes, je puis dire que, maintes fois dans quelques heures, le cœur, l'intelligence et le bras ont été mis à contribution tour à tour.

Vous comprendrez, Messieurs les Gérants, tout ce que ces alternatives ont de pénible pour celui dont les fonctions devraient être toutes de paix et de charité; quelle atteinte est portée à son caractère dans ces querelles engendrées par des exigences exorbitantes qui ne peuvent être satisfaites sans compromettre la dignité du médecin et les intérêts de son service.

Si, à travers tous ces conflits, au milieu de toutes ces

(1) A cette époque on m'adjoignit un pharmacien.

discussions interminables, la réputation du médecin ne fait pas naufrage, il faut qu'il ait mille et mille fois fait ses preuves.

Jadis ces exigences n'étaient pas portées aussi loin; on appelait un médecin étranger que l'on payait, et tout était dit.

Si, en dehors de toute préoccupation personnelle, nous examinons la situation faite au médecin de l'Etablissement par l'organisation actuelle de son service, nous ne pouvons nous empêcher de remarquer qu'elle est essentiellement fausse, et doit nécessairement engendrer ces querelles qu'au premier aspect on pourrait peut-être attribuer à son caractère.

En effet, chaque ouvrier ayant droit aux soins du médecin, croit pouvoir user de celui-ci à discrétion, comme s'il lui appartenait tout entier. Je paye, dit-il, et il faut. Accordant les prémisses, on ne peut refuser la conséquence.

Le médecin répond : Il y en a plusieurs centaines qui peuvent me dire cela aujourd'hui; je ne puis, ou je ne pourrai peut-être pas être à tous (1).

Alors la discussion s'engage, comme elle s'engagerait

(1) Du mois de novembre au mois d'avril, il faut toujours compter au moins une centaine de malades en permanence, cent malades qui exigeraient des petits soins et que le médecin fut à leur discrétion; ces cent malades sont disséminés sur le territoire de six à sept communes. Nous ne saurions mieux rendre compte de l'opinion que cette population ouvrière se fait des obligations du médecin, qu'en reproduisant ici un fragment de conversation que nous avons entendue nous-même : Un ouvrier se plaignait à un autre, et formulait les griefs qu'il croyait avoir contre moi, qui n'avais pas voulu exécuter toutes ses volontés. — Eh bien! moi, lui répondit ce dernier, je ne puis pas me plaindre de M. Dubois, je l'ai toujours trouvé bien obéissant.

entre un créancier et son débiteur. Les injures, les récriminations, les réclamations, l'intervention de l'Administration, et toutes les conséquences qui peuvent se résumer en une seule, la désorganisation du service, si le médecin ne trouvait dans ses ressources personnelles les moyens de lutter contre ces éléments de dissolution.

En effet, supposons un moment que, soumis à ces deux pressions venant d'en haut et d'en bas, il manque d'énergie, ou que, n'étant pas sûr de lui-même dans sa pratique médicale, il hésite, éprouve quelques revers ou commette quelque faute, que va-t-il devenir?

Pour qui connaît l'esprit qui règne au Montceau, la réponse ne se fait pas attendre : ce médecin n'a qu'une chose à faire, c'est de se retirer.

Si donc il est possible, on voit à quelles conditions : c'est qu'il sera continuellement sur la brèche, soigneux de sa dignité, s'il ne veut devenir bientôt comme le soliveau de la fable (assez d'exemples en témoignent), soigneux de sa réputation médicale, soigneux de sa responsabilité morale. Ces devoirs multiples ne se concilient pas toujours, ou plutôt sont souvent en contradiction dans le cours de ses fonctions. Quelle conduite tenir, en effet, envers celui qui, d'un ton qui frise l'insolence, vient vous intimer l'ordre de visiter un malade chez lequel la privation de soins médicaux peut avoir les conséquences les plus funestes? Lui refuser des secours ne serait ni moral ni possible même; et cependant, quelles conséquences peut avoir cette condescendance, si le médecin ne sait pas sauver au moins les apparences, soit par l'autorité de la parole, soit même par la crainte qu'il saura inspirer en ce moment.

Que votre médecin soit privé de cette autorité qu'il emprunte à sa science, à ses fonctions, et qu'il est en droit d'attendre de l'Administration, et son service n'est ni plus ni moins qu'impossible.

Au nombre des causes qui rendent cette situation si difficile, la principale est dans l'absence d'un règlement qui permette au chef du service médical d'opposer un frein à ces exigences qui se développent avec la population.

Pour que son autorité puisse s'exercer efficacement, il lui faut une base fixe, une règle, en un mot, qui puisse être invoquée opportunément.

Cette nécessité admise justifiera l'introduction dans le règlement de certaines dispositions restrictives, limitant les droits de l'ouvrier aux secours médicaux et les supprimant même dans certaines circonstances, et dans tous les cas, en assujettissant l'exercice à quelques formalités qui seraient à la fois une garantie pour le médecin et pour l'ouvrier lui-même. Ces restrictions, ces formalités, justifiées en principe par ces considérations, pourront être singulièrement restreintes dans leur application ; mais l'interprétation des cas où il n'en sera pas tenu compte doit être abandonnée à l'arbitraire du médecin qui, comme il l'a fait jusqu'à ce jour, s'inspirera de l'intérêt de son service, de l'esprit de charité et de la pensée administrative dont il doit être pénétré.

Une expérience de six années m'a démontré que les rancunes et les inimitiés, dans ce pays, s'éteignent facilement dans un nouveau sentiment inspiré par un bienfait auquel celui qui en est l'objet n'osait prétendre.

Pour être plus clair, je citerai un exemple qui se rencontre chaque jour. Un ouvrier malade demande à figurer sur l'état des blessés qui touchent une indemnité ; le médecin refuse : de là des doléances, des explications, qui vont quelquefois jusqu'aux impertinences. On se quitte brouillé, et cette inimitié dure jusqu'à ce qu'un jour ce même ouvrier ait besoin du docteur, quelquefois pour un service qu'il n'oserait exiger parce qu'il n'y a pas droit. Ce dernier oublie le passé, et fait ce qu'il peut pour celui-ci qui devient alors un ami; désormais il n'aura qu'à se louer de ses rapports avec lui.

Lorsqu'on réfléchit bien sur la situation du médecin dans les diverses circonstances que cette position fait naître, on reconnaît bientôt que ce mode d'agir est le seul praticable, le seul qui lui permette de ressaisir d'une main ce que l'autre a laissé échapper, de conserver, en un mot, l'influence et le prestige qui lui sont indispensables en présence de cet argument aussi brutal que péremptoire qui lui est jeté à la face : Nous payons, donc il faut nous servir.

Pour que ce règlement fût complet, j'ai pensé, Messieurs les Gérants, qu'il devait non-seulement régler les rapports du médecin avec le malade ou sa famille, mais encore coordonner entre elles les différentes branches du service médical, déterminer les attributions de chacun de telle sorte que chacun sache, dans une circonstance donnée, quels sont ses devoirs et ses obligations.

Aussi, à ce point de vue, il embrassera les droits et les devoirs du personnel chargé de ce service, soit que ce personnel y soit attaché d'une façon permanente, soit qu'il n'y en entre qu'accidentellement, comme, par exemple, les marqueurs, maîtres mineurs, chefs de chantiers, etc., en cas de blessures, de telle sorte que chacun ayant sa part d'initiative et d'attributions, chacun ait aussi sa part de responsabilité.

Le service médical comprend aujourd'hui :

Les secours à domicile,

Le cabinet de consultation,

L'hôpital,

Les ambulances, soit permanentes, soit temporaires ;

La pharmacie,

L'inspection des écoles au point de vue hygiénique.

Situation de la population ouvrière.

Les accidents si rapprochés des puits Ravez et Cinq-Sols avaient répandu la terreur et le découragement dans la population. L'intervention active de la Compagnie, en prodiguant les secours de toute nature, en prenant toutes les mesures dictées par la prudence et l'humanité, a ramené le calme et la sécurité dans le pays; les travaux ont repris leur physionomie habituelle, et s'il reste encore dans quelques esprits un fond d'hostilité, il n'ose se manifester en présence des nombreux bienfaits qui, chaque jour, viennent effacer les griefs particuliers, cicatriser les plaies nouvelles.

Le caractère de la population locale tend à se transformer au contact des étrangers qui s'établissent au milieu d'elle, et, nous devons le dire ici, cette influence lui est favorable : l'esprit de discipline et d'ordre, le goût du travail, se sont développés chez elle depuis le moment où ses conditions premières d'existence et d'habitation ont été changées. Le contraste devient frappant, si on compare aujourd'hui la population des Alouettes à celle des Bois-Francs (1).

Que resterait-il donc à faire pour continuer l'éducation sociale de cette population? Ce problème, pour être abordé, exige des développements qui ne pourraient trouver place ici; mais nous émettrons l'opinion que, s'il convenait à l'Administration de fixer des heures pour la durée du travail ou prendre telle mesure qui concilierait l'intérêt de l'ouvrier et le sien propre, elle rencontrerait moins d'obstacles aujourd'hui qu'elle n'en eût trouvé il y a quelques années.

Nous nous sommes demandé bien des fois quels seraient les moyens à employer pour obtenir de cette population un travail effectif plus considérable, et toujours la question d'alimentation s'est présentée à notre esprit.

L'homme, en effet, considéré comme instrument de travail, peut être assimilé à une machine animée par une force motrice dont la puissance et la durée d'action dépendent du développement de ses organes et de la quantité de substance dépensée à engendrer cette force. Pour celle-ci, c'est le combustible; pour celui-là, ce sont les aliments. Si cette proposition est vraie, la question qui en découle est facile à poser et peut se formuler ainsi : Quelle quantité de travail utile peut-on demander à un homme dont la constitution physique et l'alimentation sont connues?

S'il s'agissait d'une machine mue par la vapeur, nous répondrions par des calculs; ici, les chiffres sont impuis-

(1) Nous ne pourrions, sans injustice, omettre de signaler ici l'influence exercée par notre digne pasteur, dont le zèle et l'esprit de charité commandent au respect et à l'admiration.

saints pour nous donner cette solution, mais nous avons l'expérience et l'observation de ce qui se passe autour de nous. Prenons nos termes de comparaison dans deux catégories différentes d'ouvriers.

Dans les ateliers au jour, les ouvriers travaillent de six heures du matin à six heures du soir, ce qui, défalcation faite de l'heure prise au milieu du jour pour le repas, nous donne onze heures de travail effectif. Divisé en deux séances : l'une de cinq heures le matin, l'autre de six heures le soir, séparées par un intervalle d'une heure consacrée au principal repas du jour, un premier repas ayant été pris le matin avant la première séance de travail; ce travail, exécuté au grand air, à la lumière du jour, dans des conditions de température plus fréquemment variable, il est vrai, mais par cela même peut-être moins redoutable, les transitions étant moins brusques. Pour beaucoup d'entre eux la journée commence et finit avec le soleil, et la nuit est consacrée au repos; un certain nombre sont près du chantier où ils travaillent, ce sont les ouvriers des ateliers fermés; ceux qui travaillent au dehors voient, par le mauvais temps, en hiver, leur journée abrégée de plusieurs heures ou interrompue tout à fait.

Si nous examinons la somme de forces dépensée pendant la durée de leur travail, nous remarquerons encore qu'elle est moindre pour ceux-ci que pour le piqueur au charbon, dont le travail est uniforme et continu, le rouleur excepté; mais le rouleur au port a fréquemment des jours de chômage et même des mois entiers. Il se repose quand il veut, quand il se sent fatigué, sans crainte de voir le chantier se fermer pour lui; il mange une bonne soupe au milieu du jour. Surtout n'oublions pas de rappeler qu'il appartient à l'élite de la population ouvrière.

Ajoutons à cela l'influence exercée sur le moral par les scènes variées qui se passent sous les yeux du travailleur au jour et qui le soutiennent par la distraction, et nous aurons un ensemble de conditions favorables, au bénéfice desquelles le piqueur au charbon est étranger.

Celui-ci a, en effet, après un maigre repas pris la veille au soir, quitté sa maison à 2 ou 3 heures du matin. Mal vêtu, il parcourt 3 à 4 kilomètres en moyenne, souvent par un froid rigoureux, pour se rendre au puits, où il arrive après avoir dissipé en partie son calorique et, par conséquent, ses forces. Quelle journée peut fournir cet ouvrier? Après un petit nombre d'heures de travail, le besoin de réparer ses forces, de se réconforter, se fait sentir; il s'assied pour manger un morceau de pain noir et essaye de se remettre à l'ouvrage; mais quel travail donnera-t-il dans ces conditions, après ce repas? Désormais son énergie organique est épuisée; ses forces ayant été dépensées *in actu*, il n'en a pas d'autres en réserve, et si sa volonté commande encore à ses bras, le moment va venir où il lui faudra compter avec cet excès de courage par un repos complet, sinon par une maladie. S'il reste au puits dans ces conditions, c'est pour avoir un motif de se plaindre à la fin du mois, en comparant les heures d'un prétendu travail au salaire qu'il perçoit.

La température à laquelle il est soumis, l'atmosphère dans laquelle il vit, viennent encore contribuer à paralyser ses forces. En exigeant une séance de huit heures consécutives de travail assidu dans les conditions actuelles, c'est demander l'impossible; si on croit les avoir obtenues, c'est une illusion ou par exception : nous venons de voir que celle de l'ouvrier au jour est de cinq heures; il recommence, c'est vrai, mais après un repas suffisamment réparateur.

Cette analyse nous place donc en face de ce problème dont la solution importe tant à l'établissement du Montceau, puisqu'elle lui permettrait d'obtenir une extraction plus considérable sans augmentation de sa population ouvrière. Cette solution gît dans l'emploi de mesures susceptibles d'amener l'habitude parmi les ouvriers mineurs de prendre, ainsi que cela se pratique dans quelques houillères, un repas convenable au chantier. La construction du village des Alouettes, celle du bois du Verne, en rapprochant l'ouvrier de son chantier, rendrait aujourd'hui ces tentatives praticables pour un certain nombre, si un autre obstacle ne venait s'y opposer : je veux parler de la cherté des substances alimentaires. Quoi qu'il en soit, en appelant, Messieurs les Gérants, votre attention sur cette question dont l'importance s'est déjà sans doute présentée à votre esprit, j'ai cru remplir un devoir envers vous-mêmes et envers vos ouvriers.

ÉCOLES.

Le nombre des élèves qui fréquentent les écoles instituées tant au Montceau que dans les communes voisines s'élève chaque année proportionnellement à la population. L'influence qu'elles ont exercée sur l'enfance est aujourd'hui sensible; il est à regretter qu'elle ne puisse s'exercer encore à un âge plus avancé : l'esprit d'ordre, de discipline est inculqué à toute une génération qui doit contribuer un jour à la prospérité de votre établissement, et ces progrès seraient plus rapides encore si, au sein des familles, il ne se rencontrait des obstacles qui, souvent, viennent paralyser les bienfaits d'une éducation morale et religieuse que reçoivent les enfants.

Les progrès que font les enfants dans l'acquisition des notions élémentaires qui leur sont enseignées ne sont peut-être pas aussi rapides qu'on pourrait le désirer; les causes pourraient en être recherchées avec profit, soit dans le mode d'enseignement adopté, soit dans l'insuffisance des instituteurs, dont le nombre n'est plus en rapport avec celui des élèves; soit dans l'absence de toute surveillance et de stimulation suffisante émanant de l'Administration, d'un comité, ou d'examinateurs préposés à la direction des écoles.

Des concours particuliers et généraux, des visites réitérées, des modifications fréquentes dans les méthodes d'enseignement tiendraient en haleine élèves et professeurs, chez lesquels des encouragements annuels viendraient soutenir la persévérance.

La perspective, pour les sujets qui seraient hors ligne et dont les titres seraient bien établis, d'être un jour quelque chose dans votre établissement, serait un des meilleurs stimulants pour les enfants et pour les familles, qui verraient par là leurs intérêts engagés dans l'avenir de votre exploitation.

Il n'y aurait pas seulement avantages pour celles-ci, mais encore pour l'établissement lui-même, qui aurait, par là, une pépinière de sujets façonnés dès l'enfance aux habitudes et aux traditions de votre Administration, où il choisirait à volonté et formerait ses chefs ouvriers, machinistes, marqueurs, maîtres mineurs, ouvriers pour les ateliers, etc.

Si en fait les choses se passent ainsi assez souvent, les écoles n'en retirent pas le profit qui en résulterait pour elle si cela était accordé à titre d'encouragement et faisait partie de leur programme.

Abandonnant ces considérations morales pour examiner l'état physique de l'enfance, j'appellerai votre attention, Messieurs les Gérants, sur un fait capital dont vous apprécierez toute l'importance : je veux parler des conditions hygiéniques de vos écoles. L'étiolement de la génération qui les fréquente en est la conséquence inévitable. Il faut y entrer en hiver, lorsqu'il y règne une température élevée, pour juger de l'insalubrité de l'atmosphère dans laquelle ils respirent. Éveiller votre sollicitude sur cet état, c'est exprimer l'espoir que des mesures conseillées par l'humanité et vos propres intérêts seront prises à l'avenir. De bons bras et une santé robuste sont les premiers biens que les uns et les autres doivent envier.

Mieux vaudrait, en effet, les laisser dans leur primitive ignorance, avec la faculté de pouvoir s'ébattre au soleil et respirer un air pur, qui est pour eux une seconde nourriture, que de leur inculquer des notions (dont ils ne se serviront que rarement) aux dépens de leur constitution physique d'où dépend leur avenir. C'est ici l'occasion, Messieurs les Gérants, d'exprimer un désir dont l'objet doit contribuer à l'éducation physique de l'enfant qui fréquente vos écoles.

Lorsqu'on examine travailler vos ouvriers manœuvres,

on est frappé de deux choses : d'abord, de leur manque d'énergie ; en second lieu, de leur maladresse, maladresse qui est telle, que je n'hésite pas à lui attribuer une grande partie des accidents dont ils sont victimes. Exigez du manœuvre en général, autre chose que les mouvements les plus élémentaires de ses bras et de ses jambes, et vous voyez sa gaucherie se trahir à l'instant, et à l'instant se présente à l'esprit le besoin d'une gymnastique convenable qui contribuerait à développer chez eux les forces musculaires et en réglerait l'exercice.

Ce serait une légère dépense que celle occasionnée par la disposition de quelques instruments de gymnastique dans chaque école. Ces questions sont si intimement liées à l'avenir de votre industrie, que je ne puis passer sous silence une autre observation non moins importante : je veux parler de l'alimentation de l'enfant. Celui-ci entre à l'école le matin après un maigre repas, apportant un morceau de pain dans sa poche avec une pomme de terre, quand les parents en ont; voilà pour sa journée; aussi ne doit-on pas être étonné si, avec un pareil régime, on rencontre des jeunes gens de 18 à 20 ans dont l'aspect et les caractères physiques en accusent 10 à 12.

Pour compléter le chapitre des *desiderata* en ce qui concerne vos écoles, Messieurs les Gérants, je vous signalerai encore le besoin d'un règlement qui déterminerait les rapports des Frères instituteurs avec leurs élèves, avec l'Administration, et surtout avec les parents des élèves, desquels ils ont souvent à supporter des procédés iniques sans avoir aucun texte, aucune loi à invoquer. Ils ont pu opposer jusqu'alors à ces injustices une patience et une résignation chrétiennes; mais s'ils se sont suffis à eux-mêmes, administrativement il serait peu judicieux de compter sur un exercice trop fréquent de ces vertus. Il leur faut une protection plus efficace.

DÉPENSES.

Les servitudes de la caisse de secours ont dû considérablement s'accroître, Messieurs les Gérants, dans le cours de ces dernières années, par suite des accidents nombreux que nous avons eu à déplorer et du développement de votre industrie; mais telle était sa situation financière, que loin d'augmenter les charges qui incombaient à l'ouvrier, on a pu, au contraire, diminuer d'un quart la retenue mensuelle que l'on faisait sur son salaire.

Cette diminution pourra-t-elle se maintenir en présence des obligations nouvelles et des éventualités qui peuvent surgir, c'est ce qui ne saurait se préjuger; mais, en admettant même que les choses puissent se continuer ainsi, si nous avions un avis à exprimer au sujet de cette diminution, nous dirions que nous aurions préféré voir restituer sous une autre forme à la population ouvrière cet excédant des recettes sur ses dépenses, telle, par exemple, qu'une distribution de quelques aliments à l'enfant qui passe sa journée aux écoles. Par ce moyen, le célibataire eût ainsi contribué indirectement à l'allégement des charges qui pèsent sur le père de famille et au développement physique de la génération qui doit bientôt le suivre, et peut-être lui rendre des services dans les chantiers qu'il fréquente. Cette mesure, susceptible de produire un bon effet moral, eût encore été, il nous semble, au point de vue administratif, une bonne spéculation : elle aurait eu pour résultat de vous former de bonne heure des hommes aptes au travail.

Les dépenses du service de santé proprement dit ont pu se ressentir un peu des événements qui ont momentanément exigé des concessions de toute nature de la part du chef de ce service, mais nous nous sommes appliqué à sortir le moins possible du plan que nous avions adopté et des traditions que nous avions établies pour la distribution des médicaments.

Nous avons continué à donner l'utile, ayant dû renoncer, après plusieurs tentatives, à être agréable. En s'inspirant, en effet, de l'utile, on a une règle et une limite; on peut, pour ainsi dire, fixer à l'avance le chiffre de ses dépenses. Chercher à être agréable, c'est poursuivre une chimère et renoncer à toute mesure dans l'administration des secours médicaux; les exigences de celui qui demande dépassant toujours les complaisances de celui qui dispense, ce but n'est jamais atteint, ou, s'il l'est, ce n'est que pour un jour.

Mais l'utile lui-même dans la pratique de l'art médical est indéterminé, et découle de l'appréciation du praticien. En effet, si la précision dans le diagnostic des maladies implique la précision des indications thérapeutiques, celle-ci impliquant à son tour la simplicité du traitement, il en résulte que la limitation réciproque de l'utile et du superflu n'est plus qu'une question de discernement individuel et de sagacité médicale.

Le vulgaire, en général, faisant consister l'efficacité d'une médication et la science du médecin qui la prescrit dans la quantité de remèdes ordonnés, et, comme conséquence, dans les sacrifices pécuniaires qu'elle impose, ne pouvait d'abord se rendre compte de notre méthode, autrement que par une interprétation malveillante. Les principes d'économie apportés dans l'administration de la pharmacie, quoique justifiés à notre point de vue, heurtaient de front les préjugés les plus vivaces, et soulevèrent au début de leur application de nombreuses récriminations; mais ces récriminations se sont enfin tues en présence des résultats obtenus, et cette confiance, si lente à venir dans de pareilles conjonctures, ne nous est plus refusée. Aujourd'hui, si nous n'obtenons pas constamment et rapidement la cure des maladies, ce n'est plus parce que nous ne savons pas, mais bien parce que nous ne voulons pas : il faut bien que la malveillance se traduise sous une forme quelconque.

Pour obtenir une popularité momentanée et équivoque, renoncerons-nous aujourd'hui à notre système pour reprendre celui des complaisances, par conséquent, des abus? Si nous avions quelque propension à nous laisser aller sur cette pente, des exemples pris autour de nous nous instruiraient des conséquences auxquelles on est conduit : dépenses énormes, déconsidération du chef de service, retraite forcée.

C'est ainsi que dans un établissement voisin, dont la population est à peu près le double de la vôtre, nous avons vu les dépenses en médicaments s'élever au sextuple des nôtres et un confrère succombant enfin, malgré son zèle et son activité, sous le poids de la situation que ses complaisances avaient créée, se retirer de guerre las devant les exigences de sa propre popularité.

Nous avons un chapitre dans les dépenses de la Caisse

de secours dont le chiffre s'est considérablement accru ces dernières années, c'est celui des indemnités accordées aux blessés. Les documents nous manquent pour le fixer ici d'une manière positive, mais nous pouvons en juger par le nombre d'individus atteints de blessures graves ou légères, qui varie entre 25 et 30 par mois, figurant sur l'état mensuel.

Un travail de statistique sur le budget général des dépenses pourrait peut-être, Messieurs les Gérants, présenter aujourd'hui quelqu'intérêt et nous fournir quelqu'enseignement, mais les éléments de ce travail exigeant un dépouillement minutieux des livres de comptabilité, nous n'avons pu le demander directement; s'il vous agréait, vous pourriez l'ordonner, il constituerait pour nous l'objet d'un rapport particulier.

Montceau, 15 avril 1855.

DUBOIS, D. M. P.

Monsieur Dubois, médecin attaché aux Établissements de la Compagnie des mines de Blanzy.

Paris, le 23 avril 1855.

Monsieur,

Comme je vous l'avais promis, j'ai communiqué à mon collègue, M. Perret-Morin, votre excellent Rapport sur notre Service de Santé, accompagnant le projet de règlement que vous proposez d'appliquer à ce service, et qui en explique, en quelque sorte, l'esprit. En même temps je lui ai fait part de la demande que vous m'aviez faite au sujet de vos honoraires, en l'appuyant, comme je vous l'avais promis, de toutes les raisons qui militent en sa faveur.

M. Perret-Morin a apprécié comme moi les services que vous avez rendus à nos Établissements dans l'accomplissement de vos fonctions, et il lui a suffi de lire votre Rapport pour comprendre ceux que vous pourrez encore leur rendre. Dès lors, nous avons été unanimes pour reconnaître qu'il y avait lieu de faire droit à votre réclamation dans une certaine limite, désireux, d'ailleurs, que nous sommes, de vous donner cette preuve de notre sincère attachement.

Mais, ce principe admis, nous n'avons pu, cependant, admettre la sorte de proportionnalité que vous semblez vouloir établir entre vos avantages et le développement de nos Établissements, et nous sommes convenus de vous proposer de porter vos honoraires à la somme fixe et annuelle de 4,000 francs.

Si vous voulez bien réfléchir que vos anciens accords avec nous se trouvent déjà augmentés de la somme afférente au travail de la pharmacie, dont vous avez continué à jouir, bien que nous vous ayons adjoint, sur votre demande, un pharmacien, vous reconnaîtrez, nous l'espérons, tout notre désir de vous rattacher plus que jamais à l'administration de nos Établissements, dont, d'ailleurs, le grand développement, d'ici quelques années, devra naturellement vous présenter une position de plus en plus avantageuse.

J'ajouterai que, personnellement, je désire que cette réponse vous témoigne de mes sentiments à votre égard, et je vous offre l'expression de ma considération très-distinguée,

J. Chagot.

Monsieur Jules Chagot, gérant des mines de Blanzy, Montceau, etc.

Montceau, 1er mai.

Monsieur,

Je vous remercie, ainsi que M. Perret, de l'accueil bienveillant que vous avez fait au travail incomplet que je vous ai adressé. Je suis heureux d'apprendre de votre bouche que j'ai pu rendre quelque service à votre Établissement pendant les quelques années qui se sont écoulées depuis mon entrée en exercice. Dans l'estime que nous faisons de nous-même, nous avons peine à nous défendre des illusions de l'amour-propre; l'opinion publique, et surtout celle d'hommes aussi compétents que vous, Monsieur, est précieuse, surtout lorsqu'elle vient confirmer le témoignage de notre propre conscience.

Vous comprendrez combien, à ce titre, votre approbation m'est agréable, et combien grands doivent être mes regrets en me voyant dans la nécessité de renoncer pour l'avenir à vos encourageants éloges.

La position faite au médecin de votre Établissement ne répondant pas, selon moi, à l'importance et aux difficultés du service, je vous prierai de vouloir bien agréer ma démission.

Dans quelques jours je pourrai fixer l'époque de mon départ. Je ferai en sorte que vous ayez le temps de pourvoir convenablement à mon remplacement.

Veuillez, en attendant, me continuer l'intérêt que vous m'avez témoigné jusqu'à ce jour, et recevez, Monsieur, l'assurance de mon profond respect et de mon attachement inaltérable.

Dubois.

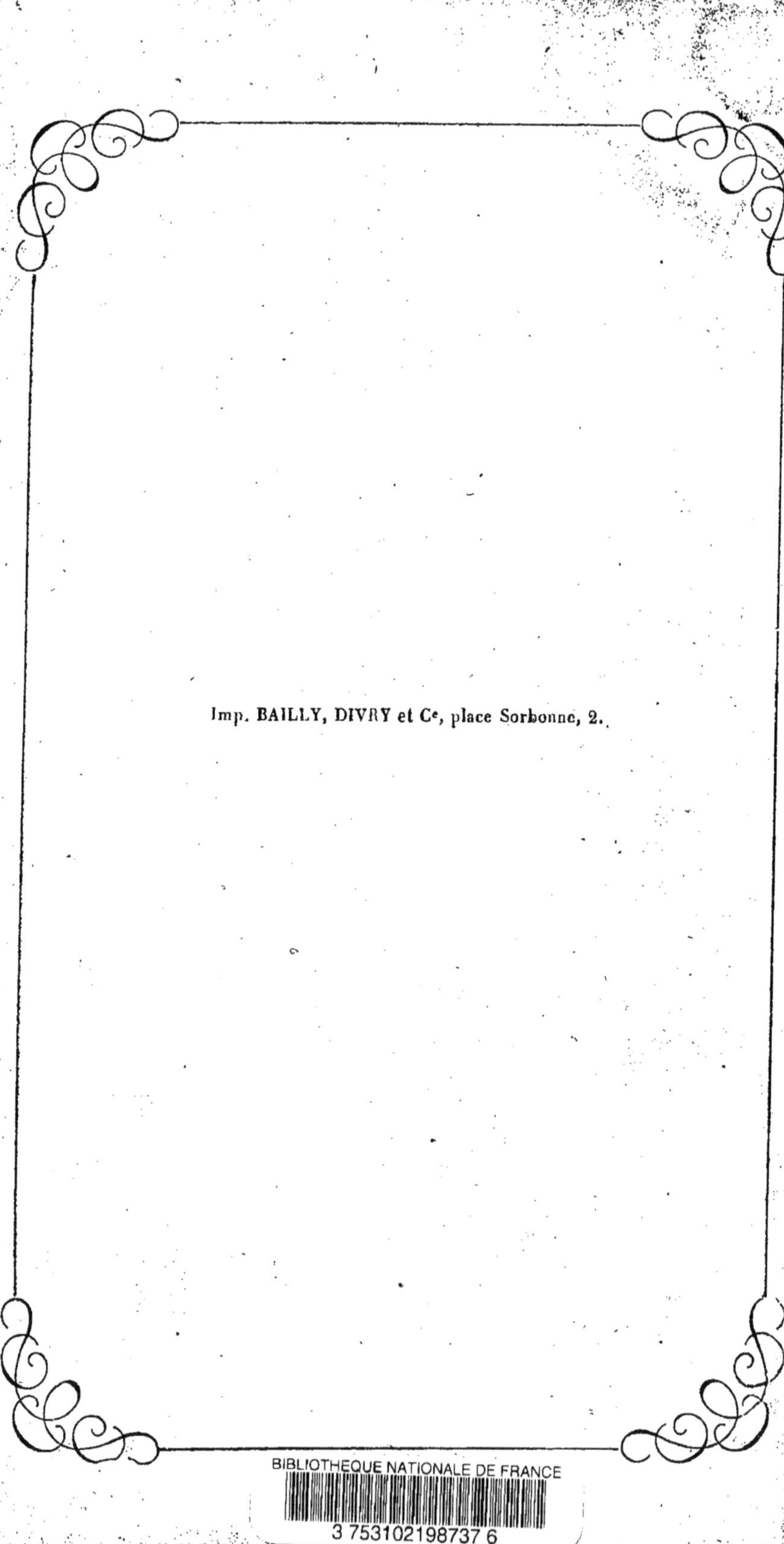

Imp. BAILLY, DIVRY et Ce, place Sorbonne, 2.

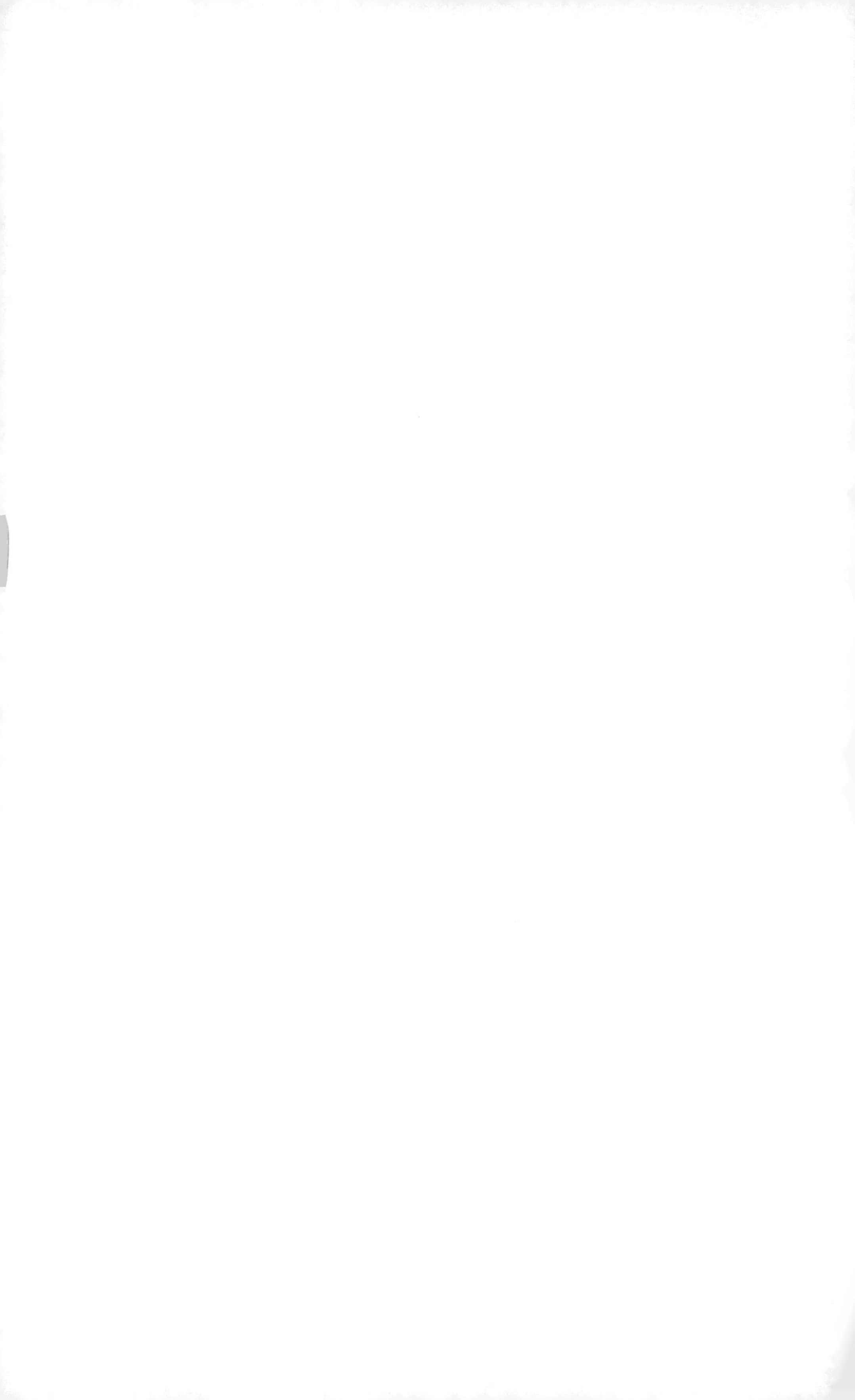

www.ingramcontent.com/pod-product-compliance
Ingram Content Group UK Ltd.
Pitfield, Milton Keynes, MK11 3LW, UK
UKHW020355250726
13967UKWH00005B/2288

9 782011 943477